Paleo Diet

Guide du débutant à la perte de poids

Auteur : Arnold Yates

Contenu

Quel est le régime paléo?

Une des principales causes de décès au XXIe siècle est due aux maladies.

En comparaison, la principale cause de mortalité chez nos ancêtres des cavernes était calamité naturelle. En plus d'être plus résistant aux maladies, ils étaient également plus fortes et a vécu une vie plus longue et plus saine.

Si l'on compare un homme moyen âgé de 40 an de l'âge paléolithique à un homme moyen aujourd'hui, nous aurions probablement un tall, musclé, homme debout grande endurance à côté d'un homme qui est significativement plus court, chauve, obèse, avec un risque élevé de maladies cardiaques ou le diabète.

C'est en raison de ces différences que beaucoup de recherches a été fait et créé par Dr. Loren Cordain dans son régime de nutritionniste pionnier, le régime paléo. Dr. Cordain a été intrigué par la connexion lorsqu'il a été encouragé par sa mère à manger ses légumes etfruits dès un très jeune âge couplé avec intérêt dans le mode de vie des personnes à l'âge de Pierre et des livres de son père. Le nom« Paleo Diet », inventé par lui, signifie « Régime paléolithique », c'est-à-dire le régime suivi par l'homme paléolithique. La diète ne seulement coupe pas revenir sur tous les aliments raffinés et transformés que nous consommons à l'époque actuelle, mais aussi tout ce qui a été ajouté à l'alimentation humaine, suivant l'âge néolithique.

Le régime paléo travaille avec structure génétique naturelle de notre corps pour s'assurer que nous obtenons seulement la nourritureavec la meilleure valeur de nutritionniste, qui est complètement organique. La nécessité d'un tel régime a été encore accentuée par le biais de recherches novatrices dans les domaines de la biochimie, la biologie, dermatologie et l'ophtalmologie, qui a découvert que lasource de nombreuses maladies et problèmes, tels que les acnés, obésité, cancer, maladie d'Alzheimer, de Parkinson, omettant la vueà un âge précoce, stérilité, dépression, etc. tous proviennent de notre alimentation moderne, qui est riche en acides gras trans , sucre et aliments transformés et raffinés.

Le régime paléo est une liste très simpliste, qui fait suite à l'idée que nous sommes seulement autorisés à manger tout ce qui l'hommepaléolithique pouvait avoir chassé ou se sont réunis. Cela lui donneun grand avantage sur régime nutritionniste normal, puisqu'elle n'implique pas éventuels décomptes en calories, qui est un processusfastidieux et fatigant. Si nous réduisons nos choix uniquement les aliments qui pourraient avoir été naturellement chassés ou réunis, nous réduisons automatiquement sur de nombreux raffiné et les aliments transformés qui sont nocifs. Il est également plus facile pournotre système digestif à briser ces organiques bien.

Le régime paléo est donc par conséquent aussi une grande diète àsuivre pour perdre du poids, étant donné que l'élimination de la nourriture qui est accumulée dans notre corps, étant donné que notresystème digestif prend le temps de décomposer automatiquementconduit à une perte de poids.

En outre, un régime alimentaire plus sain aussi conduire à un cycle de sommeil plus régulier et nous faire sentir plus énergique et inspiré. Cela rend plus facile de s'en tenir à la diète, qui bat la volonté et le temps nécessaire pour aller à la gym et casser une sueur régulièrement ! Exercices suivant un régime alimentaire plus sain compléteront certainement plus des résultats immédiats dans la perte de poids. Garder à l'esprit que, outre un régime strictement biologique, nos ancêtres étaient aussi occupés à mettre eux-mêmes par le biais de l'exercice intense de la chasse et la cueillette les aliments eux-mêmes !

Le succès de la recherche sur le régime paléolithique est due au faitque les humains ont vécu comme chasseurs et cueilleurs pendant plusieurs centaines d'années, qui sont proportionnellement beaucoup plus élevées que notre civilisation suite à la découverte de l'agriculture et de la culture. Notre alimentation a changé radicalement àun régime alimentaire de céréales et d'hydrates de carbone, mais notre génétique devait encore s'adapter à ces. Par conséquent, hydrates de carbone ont continué à nous faire grossir, alors que nous avons continué à manger des portions plues de blé, de céréales et de riz par opposition à plus de viande et de poisson.

Lignes directrices pour un régime paleo

Puisque le régime paléo est strictement mettant l'accent sur la nourriture nous pourrions ont chassé ou se sont réunis à l'âge paléolithique, il met une restriction sur n'importe quel aliment qui doit êtrecultivé, ou contient des ingrédients qui doivent être cultivées. Celaexclut les légumineuses, comme les lentilles, pois chiches, haricots,etc. et même des arachides provenant de l'alimentation. En outre, les céréales comme le blé, orge, maïs, avoine et céréales sont également exclus. En outre, les produits laitiers sont également restreints(donc ceux qui est intolérants au lactose est déjà à mi-chemin !). En outre, pommes de terre, de sucre, de sel ou de n'importe quel genre d'aliments transformés ou d'huile est également sur la liste barrée. Dérivé de ceux-ci, les aliments malsains tels que hamburgers, pizzas, bonbons, sodas etc. sont automatiquement exclus de la liste, comme mentionné précédemment.

Compte tenu de la façon dont nous avons conçu notre régime alimentaire moderne, les restrictions imposées par le régime paléo pourraient faire croire que nous n'avons rien à manger ! Toutefois, le régime paléo encourage une alimentation riche en fruits et légumes frais, oeufs, noix et graines, poissons et autres fruits de mer et huiles saines comme l'huile de lin, noix de macadamia, noix de coco, avocat, d'olive et noix. Toutefois, l'accent est placé sur la viande maigre, c'est-à-dire les viandes provenant d'animaux qui ont été nourris à l'herbe. En raison de cette insistance sur la viande comme source de protéines, régime paléo peut ne pas convenir pour les végétaliens et végétariens.

Les restrictions étaient nécessaires dans le régime paléo, puisque plus de ce qui estrestreint est des hydrates de carbone. Hydrates de carbone se convertis en glucose,qui est utilisé par notre corps pour gagner de l'énergie. N'importe quel glucose quin'est pas utilisé est stocké sous forme de graisse dans les cellules adipeuses. Maintenant, certaines personnes avec un métabolisme sain ont des cellules adipeuses efficaces qui peut libérer la graisse peut servir d'énergie lorsqu'elle est nécessaire. Les autres cellules adipeuses ne pas libérer ces glucose stockée et au lieu de nous faire sentir plus faim et manger plus quand notre corps a besoin d'énergie.

En outre, glucides contiennent pour la plupart glutens et lectines. Ces derniers chercheurs ont constaté qu'une grande proportion de la population mondiale est intolérante au gluten ; donc beaucoup traitement alimentaire paquets viennent maintenantavec l'étiquette d'être « sans gluten ». Il a des effets nocifs pour la santé, tels que le reflux acide, douleurs articulaires, dermatite, etc.. Lectines poussent sur les céréalescomme les toxines naturelles, qui affectent notre système gastro-intestinal et entravent sa croissance et son processus de réparation. De même, sucre se transforme engraisse sauf s'il est utilisé par les cellules immédiatement, qui est la raison pourquoibeaucoup de gens se sentent hyperactifs après avoir beaucoup de sucre, causées par la pointe de l'énergie qu'il crée. Aliments transformés contient des produits chimiques artificiels qui sont plus difficiles pour notre corps à se décomposer.

Au lieu de cela, lorsque nous nous concentrons sur le Paleo Diet, le manque d'apport en glucides dans notre alimentation va forcer notre corps à brûler nos graisses stockées pour produire de l'énergie. La petite quantité de glucides qui est essentiel pour nous peut être obtenue par le biais de légumes, de fruits et de patates douces. Puisqu'ils n'ont pas besoin d'être transformés en quelque sorte, ces aliments nous donnent des hydrates de carbone qui peuvent être gravés plus facilement par notre système digestif. En outre, elles peuvent consommer autant que nécessaire sans jamais prendre de poids. La question sur le lait est discutable, car le lait est conseillé jusqu'à la petite enfance et peut avoir des avantages supplémentaires. Toutefois, il ajoute calories à notre alimentation. Compte tenu de la quantité de nutriments que nouspouvons obtenir d'autres sources, lait peut être consommé occasionnellement.

Donc maintenant que nous voyons pourquoi les restrictions étaient absolument nécessaires, concentrons-nous sur le mode de vie qui favorise un régime paléo. Le petit déjeuner plaque d'un régime paléo se compose des omelettes faites avec oméga-3oeufs enrichis, huile d'olive oignons sautés, champignons, poivrons et brocolis, ajouté avec poitrine de poulet ou dés de Turquie. Persil haché peut également être ajouté au mélange. Cela peut être suivi par les fruits de saison et les tisanes. Pour le déjeuner, il est important d'avoir beaucoup de salades et de légumes dans votreassiette. Cela peut être fait avec un mélange d'épinards, mélangés verts, poivrons, avocats, radis, carottes et concombres, amandes, noix, tranches de fruits, etc.. Cela peut ensuite être rempli avec du poulet, boeuf, Turquie, boeuf ou des fruits de mer comme le saumon, crevette, thon, etc.. Ceux-ci peuvent ensuite être saupoudrés avechuile d'olive et le jus de citron. Dîner peut être servi avec la courge spaghetti, betteraves rôties et légumes avec une viande maigre de choix ou une salade César avec fruits de mer, à la vapeur les asperges, brocolis et autres légumes comme les épinards, assaisonnés d'huile d'olive, l'ail et autres herbes et épices. Tranches de tomate ainsi que le poulet sans peau ou de la dinde grillé peuvent également être une autre option. Un bol de mélange de fruits frais ou amandes et autres noix peut aussi être une partie du repas tous les jours. Pour les collations, le Paleo Diet vous propose toute la gamme des fruits frais, des carottes, des concombres, ou des noix et des graines. Ceux-ci peuvent être consommés entre les repas toute la journée autant que nécessaire sans être inquiet au sujet de calories ou de la prise de graisse. Ces aliments vous permettra de sentir rassasié pour plus longtemps, alors que les glucides font vous avez faim plus fréquemment. Par conséquent, ils vous empêchent également de trop manger.

Sur une note séparée, certains fruits contiennent aussi du sucre et de noix est élevéssur les calories. Si elle semble plus difficile de perdre du poids, il est possible que leniveau de sucre et de calories dans le régime alimentaire sont plus élevés que le niveau de graisse. Certaines graisses naturel est bon pour le corps, tandis que beaucoup des aliments transformés « allégés » sont aujourd'hui en fait nuisibles, car elles compensent en réduisant la graisse et en augmentant les hydrates de carbone. Si vousvoulez perdre du poids plus rapidement, envisager de couper fruits et régimes momentanément de votre alimentation.

Pour perdre du poids, il est également important de coupler ce régime avec l'exercice. N'oubliez pas que nos ancêtres a passé chaque jour à pied plusieurs milles chasse et la cueillette de leurs propres aliments – si votre objectif est d'atteindre leur force et leur endurance, que l'exercice doit être inclus dans votre routine de trop. Tandis que les exercices de gym rigoureux ne sont pas nécessaires, il est encore importer pour soit à pied, faire quelques exercices simples 10 minutes tous les jours, cardio, vélo, nager ou relever n'importe quel sports actifs. Afin de voir tout effet, votre corps a besoin d'un minimum de 30 jours pour s'adapter aux changements, il faut être patient et déterminé pendant un mois avant de choisir d'abandonner et de désespoir !

Le régime paléo est donc d'avoir des niveaux élevés de graisses saines, des niveauxmodérés de protéines animales et des hydrates de carbone minimales. Calcul des calories n'est pas nécessaire, et sont donc des portions de nourriture. Ce régime est plus souple car elle permet de choisir vos propres parties de l'aliment que vousvoulez, sans imposer des restrictions sur les montants. Nous pouvons choisir d'avoirun petit déjeuner léger avec un déjeuner lourd ou un déjeuner lourd avec deux collations et droit au dîner ; Selon ce qui convient à notre mode de vie. Trois repas spécifiques de place un jour n'est pas absolument indispensable. Repas doivent être consommés chaque fois que nous sommes affamés et non l'inverse ! Le régime encourage les grandes quantités de graisses saturées, telles que l'huile de coco, beurre (clarifié ou non), boeuf ou graisse de canard, d'agneau ou de suif de mouton, saindoux, etc. En outre, l'huile d'olive, huile d'avocat et l'huile de macadamia peuvent servir comme sauce à salade, mais leur utilisation pour la cuisson est déconseillée.

Viandes rouges, porc, volaille, oeufs, ainsi qu'animaux coeur, foie, reins etc. sont tous encouragés dans le cadre de l'apport en protéines animales en bonne santé, aussilongtemps que les animaux sont élevés en pâturage et nourri à l'herbe. Quand il s'agit d'animaux, l'alimentation met l'accent sur l'importance de la viande biologique.Plats de viande peuvent être servis avec gras comme l'huile de coco et le beurre. Eneffet, les parties grasses des animaux sont également inclus dans le régime alimentaire. OS des animaux peut être utilisé dans les potages et bouillons.

Fruits et légumes peuvent être cuits ou crus, servi avec de la graisse (tels que les pommes plongé avec beurre d'amande). Tubercules féculents tels que les ignames et les patates douces peuvent être une source plus saine des glucides dans l'alimentation. Mettre l'accent sur la cueillette des fruits qui sont faibles sur le sucre et élevées sur les niveaux d'antioxydants. Les écrou s qui sont riches en oméga-6 et oméga-3 etfaible en acides gra s polyinsaturés devraient être ceux que vous choisissez d'inclur edans votre assiette. Patients atteints de maladies auto-immu nes et les troubles digestifs sont recommandés un régime libre de fruits et de noix.

Revenir aux glucides qui sont restreints, les céréales et les légu mineuses, comme les haricots, haricots, arachides, blé, riz, seig le, avoine, orge, maïs, soja, etc.. Végétales, les huiles hydrogén ées ou partiellement hydrogénées doivent également être cou pées provenant de l'alimentation. Il s'agit de soja, margarine, c arthame, d'arachides, maïs, canola, huile de tournesol etc.. To utes les formes de sucre emballé, boissons gazeuses, jus de fru its ou sucre ajouté sont interdites dans l'alimentation. Des alim entsen conserve ou transformées dans les paquets sont donc g énéralement évités.

En outre, il est également important de permettre à votre corp s beaucoup de tempspour se reposer et prendre soin de vos sy stèmes digestifs et métaboliques. Ainsi, lerégime encourage ég alement une vie libre de contraintes, où nous devons aller au li t à l'heure avant d'arriver trop fatigués, afin que nous puission s vous réveiller sans que l'alarme. Il doit s'assurer au moins 8 h eures de sommeil chaque nuit, ce qui est nécessaire reste néce ssaire pour votre système digestif fonctionne. Trop d'exercice devrait également être évitée, depuis ces augmentation stress et rend notre corps fatigué.

Les nutriments essentiels nécessaires peuvent être ajoutés par le biais de probiotiques et de vitamine d. Ceux-ci devraient être combinées à un niveau optimal de vitamine K2, iode et magnésium dans l'alimentation. Au lieu de chercher des multivitamines ou autres suppléments vitaminiques, ceux-ci peuvent être obtenus par le biais de sources naturelles comme les algues pour l'iode.

Sur une note plus pratique, il est indéniable qu'un régime paléo dans le monde actuel serait plus cher, car les prix de nos plaques de remplissage avec des quantités considérablement plus élevées de bio viande maigre, légumes mais aussi beaucoup de fruits et légumes sera plus chers que consommer des portions plus élevées de céréales et graines avec viande et légumes comme un plat d'accompagnement. Cependant, conscient des choix couplé avec un talent actif pour la négociation des marchés agricoles au lieu de magasins traditionnels de la santé peut aider à baisser les prix. Achat en vrac peut également économiser des coûts. Cela peut aussi signifier qu'il fautrogner sur un grand nombre de ruptures de manger avec des amis et familles. Ce sont les revers qui vient avec le choix de faire des choix de vie saine.

Le régime paléo a été développé pour rendre le régime simple, réaliste, avec beaucoup de possibilité pour vous de ne pas perdre de poids sans effort et sans se soucier consciemment de quoi manger. Ainsi, c'est une partie de l'alimentation pour ne pas inquiéter ces et plutôt se concentrer plus d'énergie sur profiter de la vie, prendre un intérêt actif pour s'amuser.

Avantages pour la santé d'un régime paleo

Contrairement. à la plupart des autres régimes, diètes paléo permettent un parfait équilibre entre la quantité de gras saturés et insaturés dans notre corps. Plus autres diètes restreignent l'apport de l'un de ces acides gras, et la perturbation du rapport entre ces deux graisses dans notre système peut conduire à des cellules insalubres, qui entravent le processus de transfert des messages çà et là les cellules du corps.

Le régime alimentaire est également riche en acides gras oméga-3, qui tire sa source de mer nourriture. Oméga-3 est bon pour les yeux et le cœur car ils abaissent la quantité de graisse dans le sang. Elles ont aussi efficace dermatologue et avantages de la croissance de cheveux sains. Plus important encore, les oméga-3 aide dans le développement et la croissance du cerveau et peut améliorer la mémoire et les fonctions cognitives. Elles améliorent également les niveaux d'anti-dépresseurs et remèdecontre la dépression.

L'apport de protéines dans le régime paléo aide à la réparation et la croissance musculaire. Cela permet également la croissance cellulaire et la réparation se dérouler. Si nous avons plus de muscles de notre corps, notre corps envoie plus d'énergie à ces cellules musculaires au lieu de les stocker sous forme de graisse, donc, en améliorant notre métabolisme tout en réduisant la graisse.

En outre, les aliments transformés et sucre provoquent une inflammation dans le tractus intestinal, ce qui entraîne des problèmes dans le système digestif. Avec moins de consommation de ces aliments, l'intestin peut fonctionner à nouveau. En outre, aliments biologiques depuis plus de nutriments, les animaux prennent dans les produits de base directement de la nature, évitant ainsi des effets nocifs des pesticides ou de médicaments améliorant la viande pour les animaux. La nutrition provenant d'animaux biologiques est beaucoup plus élevée par rapport aux animaux de l'usine.

Le climat mondial prend en charge certains fruits et légumes qui contiennent l'essentiel des nutriments nécessaires pour lutter contre les forces de la saison. Le régime paléo soutient manger des fruits de saison tous les jours, protégeant ainsi l'organisme contre les dangers naturels. Les couleurs des fruits et légumes sont un indicateurdes nutriments qu'ils contiennent, et un arc-en-ciel de fruits sur notre bol est recommandé. Cela fait en sorte que nous obtenions notre dose quotidienne de vitaminesnécessaires. En revanche, il reconnaît également les effets néfastes de manger tropde fruits avec des niveaux élevés de sucre, donc recommande une alimentation modérée de fruits.

En donnant à nos méthodes, que nos corps étaient génétiquement structuré pour consommer de la nourriture, nous optimisons notre système de digestion et d'absorption, qui permet pour un système plus efficace de corps. En outre, la plupart des aliments que les gens sont souvent allergiques (arachides, lait, etc.) est limitée dans lerégime paléo, donc c'est une habitude de manger qui englobe tout. Néanmoins, nous devrions toujours vérifier avec nos médecins avant de commencer un nouveau régime. En outre, certaines personnes, comme les athlètes, faudrait plus de glucides dans leur alimentation en raison de l'exercice rigoureux dans leur vie quotidienne (plus encore que n'importe quel homme à l'ère paléolithique). Ces personnes sont exclues de ce guide, tourné vers une personne moyenne vivant au 21ème siècle.

De plus, les acides gras oméga-3 également réduire l'inflammation dans notrecorps, qui vise à réduire les maladies chroniques comme l'arthrite, le cancer et les maladies cardiovasculaires.

Surtout toutefois, le régime paléo augmente la sensibilité à l'insuline de l'organisme.Notre régime alimentaire régulier est tellement riches en sucre et aliments que noscorps deviennent bientôt insensible à l'apport de sucre, ce qui signifie que finalement notre corps cesse reconnaissant si nos cellules sont saturés avec la quantité d'énergie que dont ils ont besoin ou non transformés. Au fil du temps, développer nos cellules graisseuses, qui est ce qui rend les gens gras. Avec apport en sucre réduit, lescellules graisseuses peut devenir plus petites au fil du temps, ce qui nous permet deperdre du poids. Cela garantit également un niveau de glycémie équilibrée.

En outre, le régime paléo ampute automatiquement pour beaucoup de choses quimettent beaucoup de pression sur notre corps afin d'être digérés, comme les gras trans, sans gluten, caféine, etc.. Ainsi, notre corps est naturellement d'obtenir beaucoup de repos, tout en étant fourni avec des antioxydants et des fibres des fruits.Ainsi, le corps est capable de se débarrasser de tous les déchets, donnant au corpsun effet detoxing. Ceci est similaire à un jus rapide effet de désintoxication, à l'exception de cette façon, vous pouvez toujours avoir alimentaire !

Un régime paléo nous permet d'avoir une glycémie stable, donc nous nous sentonsmoins épuisés. L'équilibre nous aide aussi à travailler plus efficacement, donc ce qui nous permet de continuer notre routine de perte de poids. Comme plus de matières grasses est brûlé chaque jour, nous avons un meilleur équilibre de l'énergie dans tout le corps. En outre, il est anti-inflammatoire, et les déchets excédentaires et des toxines sont lavés hors du corps par l'effet detoxing. En conséquence, il nous donne aussi une peau plus claire, avec moins de pores et de l'acné et de dents mieux, qui sont tous touchés de mauvaises habitudes alimentaires. Il nous donne également amélioré sommeil, ce qui permet de nous sentir revigoré et continuer la même routine dès le lendemain. Le régime paléo a montré des effets positifs directs pour le diabète, les maladies cardiovasculaires et certaines formes de Cancer.

Avantages nutritionnels des aliments dans un régime paleo

L'un des plus gros problèmes chez les personnes dans le monde est déminéralisation de calcium. Suite à quoi, beaucoup de gens après un certain âge sont prescrit des comprimés de calcium. Alors que les médecins mettent l'accent sur cela en augmentant votre consommation de calcium, l'effet global dépend non seulement de votre apport en calcium mais aussi sur la perte de calcium de notre corps ; c'est-à-dire l'apport de calcium net. La plupart de notre calcium est constitué dans nos os. La santé des os et du calcium ainsi net dans notre corps, est fortement tributaire de la quantité d'équilibre acido-basique de l'organisme.

Lorsque nous digérer les aliments, ils sont analysés dans les reins comme acides oubases. Si l'aliment a un net effet acide, ceux-ci sont mis en mémoire tampon en produisant plus alcalins. Alcali est stocké sous forme de calcium dans les os, le calciumdes os dépérir et sont emportées avec l'urine. Par conséquent, la déminéralisation osseuse a lieu.

La plupart des aliments qui contient de l'acide est fromage à pâte dure, les légumineuses, les hydrates de carbone, etc. qui par conséquent ne peuvent pas dans le régime paléo. Fruits et légumes sont productrices de piles alcalines. Le Paleo Diet favorise un équilibre sain entre les deux. En outre, un acide plus élevé produisant diète aussi contribue au calcium des calculs rénaux, l'hypertension, l'asthme, muscle atrophie due à l'âge, les accidents vasculaires cérébraux, etc.

Le taux de sucre des fruits doit être pris en charge, surtout si nous sommes en surpoids ou insuline intolérant. Fruits comme les raisins, bananes, cerises, pommes, kiwis,poires, ananas, etc. doivent être remplacés avec légumes, puisque ces fruits ont des niveaux élevés de sucre. Toutefois, autres fruits tels que les agrumes, citron, citrons verts et même avocats sont faibles sur le sucre et peuvent être consommés.

Dr. Cordain a ainsi construit une formule pour métabolique fructose, qui est le niveau de fructose ajouté à la moitié du niveau de saccharose dans n'importe quel fruits.

Noix contiennent une quantité plus élevée d'acides gras oméga-3 que les autres types de noix, mais celles-ci doivent être converties en d'autres formes de notre corpsà utiliser, qui est un processus très inefficace. Fruits de mer sont une meilleure alternative pour une source d'acides oméga-3. Ils contiennent des quantités élevées de cuivre, qui sont utilisées pour l'absorption du fer et de la formation des globules rouges. Aussi, ils aident avec la santé des os et sont une bonne source de vitamines B, de magnésium et de manganèse.

Prunes contiennent vitamine C qui est bon pour notre système immunitaire, ainsi que la vitamine K, qui contribue à nos problèmes de coeur. Ils peuvent être doux ou tarte, qui peut ainsi être consommée sans crainte de glycémie de fortification.

Les piments sont riches en vitamine A, K, B5, et surtout la vitamine B6, qui aident notre corps à extraire les protéines provenant des aliments plus facilement, et la vitamine C, qui est un antioxydant et fournit le système immunitaire de défense dans notre corps. Il est également riche en minéraux comme le fer, de magnésium, de potassium, de cuivre et de manganèse. En outre, il contient la capsaïcine, qui contrôle l'appétit et la sensibilité de l'insuline et de la santé métabolique. C'est la capsaïcine qui donne piments leur goût chaud, donc le plus chaud le chili, la capsaïcine plus qu'il contient.

Les carottes sont riches en bêta-carotène, qui sont ensuite convertis en vitamine A dans notre corps. En outre, il contient également des vitamines A, C, K, B1, B5, B6, folate, potassium, manganèse et des fibres alimentaires qui est non fermentescibles, donc il ne provoque pas de gaz. Les verts de carottes sont souvent coupés, mais sontcomestibles aussi et ont une valeur nutritive élevée.

Courgettes a des hydrates de carbone très faibles, mais en même temps fournit des quantités élevées de vitamine A, C, K, B6, riboflavine, acide folique, magnésium, phosphore, Potassium et manganèse. La plupart des gens peuvent digérer très bien.

Asperges a quant à elle une liste plus longue de la valeur nutritive. Il contient des vitamines A, C, E, K, B1, B5, B6, riboflavine, acide folique, fer, magnésium, phosphore, Potassium, Zinc, cuivre et manganèse. Le fer en asperges aide à lutter contre la fatigue.

Canard, techniquement ne suit pas le même profil nutritionnel volailles ou viande rouge, mais est plutôt quelque part entre les deux. Il a plus de gras que le poulet, quiest également plus sain gras car il contient l'acides gras mono-insaturés que l'on retrouve dans l'huile d'olive et des graisses saturées, avec basse oméga-6 inflammatoires acides gras polyinsaturés, qui est nocif. En outre, si nous voulons un faible en gras dans le canard, nous pouvons coupés rabats de graisse ou accrochantes de morceaux de peau de canard très facilement. En outre, il contient également les vitaminesB, fer et sélénium, un minéral anti-oxydant qui est le plus souvent trouvées dans poissons et fruits de mer.

Olives, en dehors de l'huile d'olive, sont des fruits qui contiennent des quantités plus de gras que le sucre. Il contient en particulier l'acides gras mono-insaturés appeléhuile oléique, qui en est extraite pour faire de l'huile d'olive. En outre, il contient aussi beaucoup d'eau, ainsi que de fibres, de fer, de cuivre, vitamine A, E et le calcium.Olives peuvent également être une meilleure alternative à notre régime alimentaire, chaque fois que nos corps ont soif d'apports de sels.

Les baies sont riches en antioxydants, qui comprend les vitamines C et E. En outre, ils contiennent des caroténoïdes qui sont convertis en vitamine a. Il contient également les autres polyphénols qui ont aussi des effets anti-oxydants tels que les anthocyanines, les catéchines et les flavonoïdes. Elles contiennent également des vitaminesB. Voici aussi faibles sur le sucre, donc prévoir une alimentation faible en glucides.

Cœur de bœuf, de porc et de volaille, bien que chacun ayant un goût différent, touscontiennent les mêmes nutriments essentiels, de vitamines B, plus précisément de B12, fer, phosphore, zinc, cuivre et sélénium. Elles sont aussi riches en CoQ10, qui sont un important antioxydant, qui aide le foie et le cœur de fonctionner, profitant ainsi des personnes dans leur moyen âge ou plus âgés.

La plupart des bicoins sont fortement recommandés pour les collations, mais les noix de macadamia obtient un avantage plus élevé au-dessus des amandes, des noix de cajou ou des noix car il a une teneur plus faible des oméga-6, qui est une graisse inflammatoire et peut être dangereux s'ils sont consommés en très grandes quantités. Au lieu de cela, noix de macadamia sont élevés sur les acides gras mono-insaturés, qui sont censés être anti-inflammatoire. En outre, ils sont également élevés sur les éléments nutritifs tels que le cuivre, le manganèse et la vitamine B1.

Crevette est riche en protéines, calcium, magnésium, phosphore, zinc, niacine, vitamine B6, B12, E, cuivre et sélénium, ce qui en fait un aliment de mer idéal pour les repas lourds. En outre, les crevettes avec des coquilles ont glucosamine qui est une protéine naturelle trouvée dans nos articulations, le tissu conjonctif et le cartilage. Il estimportant d'avoir assez de ces dans notre régime alimentaire pour réduire la douleur dans nos articulations. Notre alimentation moderne est extrêmement glucosaminedéficient, qui peut être compensée par la présence de stocks de crevettes. Beaucoup d'entre les calmant pour l'arthrite peuvent être substitués aux crevettes dans une alimentation régulière selon certaines recherches.

Les huîtres sont une autre option de nourriture saine mer qui est riche en zinc, fer, sélénium, vitamine B12, vitamine A, cuivre et vitamine c. Le zinc dans les huîtres est bon pour les fonctions immunitaires et de la santé mentale, et la teneur en fer rendent une alternative plus facile aux suppléments de fer. Sélénium protège notre corps des mercure empoisonnement, particulièrement utile pour la santé de la thyroïde. Vitamine B12 est aussi bon pour nos États émotionnels et de la santé neurologique. Les quantités élevées de vitamine A chez les huîtres sont meilleures que ceux tirés de légumes, où vitamine A doit être converti de bêta-carotène. Les huîtres contiennent le même niveau élevé de vitamine a comme un régime alimentaire normal du foie. Les niveaux élevés de zinc compenser les effets du cuivre élevé et réduisent les risques d'intoxication cuivre. La vitamine C chez les huîtres est essentiel si nous sommes ravalement sur les fruits afin de réduire la quantité de sucre dans notre alimentation.En outre, ils sont également riches en protéines et ont un très bon oméga-3 ratiod'acides gras polyinsaturés oméga-6.

Amandes et noix de cajou est en fait des fruits, châtaigne reste l'écrou vrai. Ce sont des féculents et faible en matières grasses, donc peut être consommé comme une alternative aux patates douces et ignames. Farine de châtaigne peut également êtreutilisé pour rendre les produits de boulangerie dans le régime paléo et châtaignes en outre soit se dégustent crus ou rôtis ou parfois même bouillis. Farine de châtaigneest une meilleure alternative à la farine d'amande, étant donné que la farine d'amande contient des gras polyinsaturés. Ils sont riches en vitamine B6, le cuivre, manganèse et les écrous seuls avec des quantités importantes de vitamine c. Il est égalementpeu acides phytique. Ainsi, châtaignes sont souvent utilisés dans les recettes de farce.

L'algue est souvent assez impopulaire dans tous nos cuisines de jour malgré sa haute valeur nutritionnelle. Il a une valeur élevée en calcium, qui peut être utilisée pour compenser la perte de consommation de produits laitiers. Cependant, nous devons garder à l'esprit que l'algue est également livré avec le risque de l'arsenic inorganique, qui ne devrait pas être dangereux, sauf si nous avons des portions énormes des algues tous les jours. Contrairement à la plupart des autres aliments dans le régime paléo, l'algue est très riche en teneur en iode, constituant ainsi pour la carence en iode dans nos régimes. De même, il est conseillé d'avoir de faibles quantités d'algues, puisque les niveaux élevés d'iode dans notre système peuvent être dangereux aussi.Algues sont donc probablement pas une option de l'alimentation quotidienne, maisplutôt une occasionnelle. En outre, ils sont aussi une excellente source d'oméga-3, avec de faibles quantités de protéines et de fer. En outre, ils contiennent également un type de glucides appelés fucoidans, qui sont des anti-inflammatoires.

Quelques recettes simples pour un régime paleo

1. Acorn Squash aux Noix et aux Canneberges :

Ce repas simple prend environ 15 minutes de préparation et une heure pour cuisiner. 1 courge poivrée est coupé en deux et les graines sont tous creusées. Un four estpréchauffé à 375 F. Alors que le four chauffe, une demi-tasse de noix est grossièrement hachée, avec une demi tasse de canneberges fraîches. Celles-ci sont ensuite mélangées avec deux cuillères à soupe de miel dans un bol. Le mélange est ensuite ajouté pour les deux moitiés, avec une cuillère à soupe de ghee ou de beurre. Ils sont ensuite enveloppés dans une feuille et placés à l'intérieur du four sur un plat allant au four. Il est ensuite cuit dans le four pendant une heure jusqu'à ce que la chair du gland devient molle. Le plat peut être servi comme plat d'accompagnement à côté de certaines autre protéines riche plat, par exemple blanc de poulet, quiche, frittata ou une longe de porc cannelle apple.

2. Brocoli et Salade de Pommes aux Noix :

Ce plat prendrait une vingtaine de minutes à préparer. Dans un premier temps, unetasse de mayonnaise, une gousse d'ail hachée, sel marin, poivre noir, une cuillère à soupe de miel et deux cuillères à soupe de jus de citron sont mélangés dans un bol. Les assaisonnements supplémentaires peuvent être ajoutés à votre goût. Sur un autre bol, un mélange de haché moyen têtes de brocoli, une grosse carotte râpée, unepomme hachée, un quart de tasse d'oignons hachés, demi tasse de noix hachées etun quart de tasse de canneberges séchées sont combinés. Le contenu des deux bolsest ensuite bien mélangé et servi. C'est parfait pour un repas léger et une grande source d'instantanés vitamines B1, B2, B6, B9 et C, magnésium, cuivre, phosphore, potassium et le manganèse.

3 Filet de Porc avec Salsa de Poires tiède :

Deux poires en dés, un quart de tasse de noix hachées, une cuillerée à soupe de ciboulette hachée et une cuillère à soupe de jus de citron sont mélangés ensemble dans un bol. Ceux-ci sont ensuite assaisonnés de sel et de poivre.

Certaines graisses de cuisson soit fondu dans une poêle et le filet est ajouté à celui-ci et cuit jusqu'à ce qu'il est de tous les côtés, ce qui prendraient environ deux à trois minutes de chaque côté. La chaleur est ramenée au milieu du haut et les goussesd'ail deux et un oignon en dés est ajouté à la poêle et cuire pendant environ deuxminutes. Trois cuillères à soupe de vinaigre balsamique est alors ajouté et la chaleurporté à ébullition, tout en permanence en remuant et en grattant le mélange. Demi-tasse de bouillon de poulet est ajoutée, suivie de la salsa de poires préparée plus tôt. C'est ensuite cuit au four pendant quinze à vingt minutes.

Après avoir laissé le reste de porc pendant quatre ou cinq minutes, il est tranché etservi avec la salsa.

4 Rôti choux de Bruxelles aux Raisins :

Quatre tasses de choux de Bruxelles coupés en deux sont mélangés avec deux tasses de raisins rouges sans pépins dans un bol. Le four est préchauffé à 400 F. Le mélange dans la cuve est ensuite assaisonné avec vinaigre balsamique, huile d'olive, thymet sel et poivre ajouté à votre goût. C'est puis rôti pendant environ trente à trente cinq minutes dans le four préchauffé. Noix hachées est ajoutés et puis rôti pour huit autres à dix minutes et alors servi.

5   <u>Salade de fruits avec Menthe et Citron vert :</u>

Tout d'abord, huit bandes de chaux, qui sont environ deux pouces de long sont épluchés, ainsi que six brins de menthe. Ceux-ci sont combinés et ajoutés à une tassed'eau, qui est ensuite bouilli dans une casserole sur feu moyen jusqu'à ce que la moitié de l'eau se soit évaporée. La chaux détrempée et la menthe sont ensuite éliminésde la casserole, qui puis laisser refroidir. Deux cuillères à soupe de menthe hachée, une cuillère à soupe de zeste de citron vert et deux cuillères à soupe de jus de lime sont ensuite ajoutés à la casserole. Cela rend le citron vert et sauce à la menthe.

Sur un autre bol, une tasse de raisins rouges sans pépins, une tasse de raisins verts sans pépins, trois prunes, deux nectarines chaque couper à coins et deux pêches quisont décortiquées avant étant coupé à coins est mélangé ensemble. La lime et la sauce à la menthe est ensuite ajouté au-dessus d'eux et ballotté jusqu'à ce que les fruits sont enrobés avec eux.

6.   <u>Les Fruits Gâteau :</u>

Un an et demi tasse de farine d'amande, demi tasse de farine de tapioca, demi-cuillère à soupe de poudre à pâte et demi cuillère à soupe de sel de mer sont mélangés.Le four doit être préchauffé à 350 F. Ensuite, une cuillère à soupe de muscade moulue, cannelle et clous de girofle sont ajoutées au mélange de farine et mélangés à nouveau.

Sur un autre bol, cinq oeufs, une tasse de ghee ou beurre clarifié, 1 tasse de miel etune cuillère à soupe d'extrait de vanille sont mélangés entre eux. Le contenu des deux bols est mélangé et agité jusqu'à ce que le mélange devienne lisse. Une tasse dedattes hachées, deux tasses de raisins secs, une tasse de cerises sèches, suivie d'unetasse d'un mélange de fruits secs de choix sont ensuite ajoutées au mélange et agité à nouveau. C'est ensuite versé dans un moule à pain graissé et cuit dans le four pendant quarante-cinq minutes à une heure.

7. **Boeuf Cubes avec Champignons et Carottes rôties :**

Le four est préchauffé à 250 F. Trois livres de boeuf mandrins doivent être coupés en cubes et assaisonnés de sel marin et poivre noir au goût. Certaines graisses est fondu sur une casserole allant au four à feu moyen, et les cubes de boeuf sont chauffés à la poêle pour une ou deux minutes de chaque côté jusqu'à ce qu'ils brunissent et puis mettre de côté. Un oignon émincé et trois gousses d'ail hachées sont cuits pendant deux minutes. Une tasse de bouillon de boeuf est ensuite ajoutée à l'oignon et l'ail et agitée. Le mélange et le boeuf est versé dans le plat allant au four, couvert et placé à l'intérieur du four. La viande est ensuite cuite dans le four préchauffé pendant trois heures.

Huit onces chacun des carottes tranchées et des champignons émincés sont mélangées à une cuillère à soupe de feuilles de thym et une cuillère à soupe de graisse de cuisson fondue. Ceux-ci sont ensuite torréfiés pendant quinze minutes. Une fois que la viande est faite, il est servi avec ce mélange de légumes.

8. **Concombre et Salade de Carottes :**

Deux concombres et trois carottes sont coupées en fines lanières circulaires à l'aided'un Benriner, de couteau ou d'une mandoline. Un oignon vert émincé est ensuite ajouté à ce mélange et combiné ensemble. Dans un bol, deux cuillères à soupe de vinaigre de vin blanc, jus de lime frais et huile d'olive extra-vierge sont ajoutés et noirmélangé ensemble, assaisonnée avec du poivre au goût. Le pansement est versé sur le dessus les concombres, les carottes et les oignons verts et ballotté doucement. Ilest ensuite servi avec graines de sésame saupoudré sur le dessus.

9.   Cuits oeufs aux Asperges et Poireaux :

Le four doit être préchauffé à 400 F. Quatre ou plusieurs tranches de bacon sont cuits à feu moyen dans une poêle et gardés environ trois minutes chaque côté, jusqu'à ce qu'il est encore très tendre. Ensuite, une gousse d'ail émincée et un poireau émincé sont ajoutées à la poêle et cuire pendant deux à trois minutes. Un bouquet d'asperges est ajouté et cuire pendant environ 6 minutes jusqu'à ce qu'il est doux et tendre. Quatre œufs sont ajoutés et assaisonnés à votre goût et ensuite placées dans le four pendant trois à quatre minutes. Deux à trois cuillères à soupe de ciboulette fraîche hachée sont ajoutés avant de servir.

10.   Asperges Rubans avec Vinaigrette Citron :

Les têtes et les extrémités sont coupées au loin une livre d'asperges. Ceux-ci sont ensuite rasés dans environ trois tasses de rubans à l'aide d'un couteau économe. Les rubans sont bouillies puis sur une casserole d'eau pendant environ 3 à 4 minutes et ensuite de l'eau et de la gauche pour refroidir.

Deux cuillère à soupe de jus de citron et huile d'olive extra-vierge chaque avec unedemi-cuillère à soupe de moutarde de Dijon sont mélangés avec du sel marin et poivre noir sur un bol.

Les asperges, un an et demi tasse de tomates cerises coupées en deux et les deux cuillères à soupe de ciboulette finement ciselée sont ensuite mélangés dans un bol. Le pansement est ensuite ajouté à ce bol et ballotté jusqu'à bien mélanger.

11.   Saucisse Farcie Jalapeno Mord

Alors que le four préchauffe à 425 F, certaines graisses de cuisson est fondu à feu moyen dans une poêle. Une livre de chair à saucisses italiennes (avec le boîtier enlevé)est cuite dedans pendant environ quatre à cinq minutes avant il brunit. Un petit oignon coupé en dés, un quart de tasse de farine d'amande, un œuf battu et demi cuillère à soupe d'origan séché est combinée et assaisonnée avec du sel et le poivrenoir. C'est ensuite ajouté à la saucisse brune et remué jusqu'à ce que bienmélangés.

Un jalapeno ou piment doux est haché dans la moitié, et le mélange est cuillère dans chaque section de moitié. Ceux-ci sont ensuite placés sur une plaque de cuisson et dans le four préchauffé pendant environ quinze à vingt minutes.

12.   Blueberry-Peach Salsa

Trois cuillères à soupe de jus de lime frais, un quart de tasse de jus de pêche fraîcheet la gousse d'ail hachée un est assaisonné avec du sel et poivre au goût. Quatre dés de pêches pelées, huit onces de bleuets, demi tasse de graines de Grenade, un éminçé, oignon rouge, un piment jalapeno haché et deux cuillères à soupe de basilic haché et de ciboulette hachée sont mélangés ensemble dans un bol. Les jus de citron vert et de la pêche sont ensuite ajoutées sur le dessus du mélange et ballotté jusqu'à bien mélangés. C'est ensuite au réfrigérateur.

13.   Carottes et Purée de Rutabaga

Une livre chacun de rutabagas et de carottes pelées et hachées sont placées dans une casserole recouverte d'eau. Agit alors bouilli et ensuite réduit à mijoter pendantenviron 20 minutes, jusqu'à ce que les légumes soient tendres. L'eau est évacuée, età l'aide d'un pilon à pommes de terre, les légumes sont écrasées. Le ghee et les assaisonnements sont ajoutés à votre goût. Il est servi avec la bruine de persil sur le dessus.

14.   Balsamiques Carottes Rôties et Haricots verts

Que le four préchauffe à 400 F, une livre de carottes tranchées et une livre de parés de haricots verts sont mélangés avec les deux gousses d'ail hachées et trois cuillères à soupe d'huile d'olive. Sel marin et poivre noir sont ajoutés à votre goût. Ceux-ci sont ensuite placés sur une rôtissoire et dans le four préchauffé, où ils sont torréfiés pour vingt-cinq à trente minutes. Les légumes sont arrosés avec trois cuillères à soupe de vinaigre balsamique et rôties pendant trois à cinq minutes. Persil frais est arrosé sur le dessus avant de servir.

15.   Les Pétoncles et Asperges :

La grille doit être préchauffée à feu moyen. Une gousse d'ail hachée est grillée sur une petite casserole sur le gril préchauffé sur l'huile d'olive jusqu'à ce qu'il soit doré.La chaleur est abaissée et la tomate et le piment de cayenne est ajouté et mijoté pendant dix minutes. Un citron pressé pour le jus, un quart de tasse de ciboulette émincés est ajouté avec une cuillère à soupe d'huile d'olive à l'ail, deux haché oignons verts. Assaisonnements sont ajoutés à votre goût, et le mélange est mis de côté. Lespétoncles (pétoncles géants bateau six jours ans) et un bouquet d'asperges vertes sont frottés à l'huile d'olive et assaisonnés de sel marin et poivre noir au goût. L'asperge est grillé jusqu'à ce qu'il est cuit, et les pétoncles sont placés sur le gril et cuire pendant environ 6 minutes jusqu'à ce que la chair devienne ferme. L'asperge est placée sur la plaque et arrosé de vinaigrette, et les pétoncles sont placés sur le dessus de l'asperge avec bruine plus de vinaigrette sur le dessus et servis.

16.   La Turquie, Chou frisé et Soupe de Chou-fleur :

Deux cuillères à soupe d'huile de coco fondus dans une casserole et mis à feu moyen-élevé. 4 échalotes hachées, trois tranches de carottes, un poivron coupé en morceaux et un an et demi tasse de chou-fleur haché est ajouté à l'huile de noix de coco.Ce mélange est cuit pendant environ huit à dix minutes jusqu'à ce que les légumessoient assez douces, en remuant fréquemment entre les deux. Une livre de dinde hachée est ensuite ajoutée aux légumes et cuite pendant six à huit minutes jusqu'à ce que la viande se faite. Cinq tasses de bouillon de poulet et quinze onces de boîte tomates en dés sont ajoutés, de sel marin et poivre noir ajouté à votre goût. La chaleur est augmentée jusqu'à ce que la soupe est portée à ébullition. En attendant, enlevé quatre tasses de chou frisé avec leurs côtes et feuilles grossièrement hachées sontajoutés, le pot couvert, et la chaleur est réduite pour laisser mijoter pendant environquinze minutes avant il est servi.

17.   Boulettes de viande au Pesto Canneberge

Une livre de sol cuisses de Turquie, une demi-tasse de canneberge au pesto, deux cuillères à soupe d'huile de coco, une demi-cuillère à soupe de sel marin et un quartcuillère à soupe de poivre est tous ajoutée à un bol et bien mélangée. C'est alors mis de côté pendant dix minutes que l'huile de noix de coco est autorisé à s'installer etêtre absorbés par les ingrédients. Une cuillère à soupe de ghee est réchauffé dans une poêle et fondu. Le mélange est roulé en boulettes et placé dans la poêle. La poêle est couverte et les boulettes de viande sont cuits pendant quatre minutes. Puis les boulettes de viande sont basculés de l'autre côté et cuites pendant encore 4 minutes. Cela se poursuit jusqu'à ce que toutes les parties de la boulette de viande sont de couleur brunes.

View books from

ARNOLD YATES

1-Bodybuilding: How to Easily Build Muscles and Keep Mass Permanently:10X your Results and Build the Physique That You Want.

2-Calisthenics: Complete Guide for Bodyweight Exercise, Build your Dream Body in 30 Minutes

3- Atkins Diet- Lose weight and feel great with tips and recipes.

4- High blood pressure solutions: 40-super foods that will naturally lower your blood pressure

BOOKS

Ketogenic Diet:Cookbook with recipes for fat burn and permanent weight loss

Meditation for beginners (Available in different languages)

Beginners guide to essential oils (Available in different languages)

Extreme Belly fat loss (Available in different languages)

Reverse diabetes (Available in different languages)

Author: alexander Grey

Author: Arnold yates

Dr Mike Drew

www.ingramcontent.com/pod-product-compliance
Lightning Source LLC
Chambersburg PA
CBHW071316280526
45788CB00004B/1911